CONGRÈS MAGNÉTIQUE INTERNATIONAL

Pour l'étude des applications du Magnétisme humain au soulagement et à la guérison des malades.

MÉMOIRE

SUR

L'ÉTAT ACTUEL DU MAGNÉTISME HUMAIN

CONGRÈS MAGNÉTIQUE INTERNATIONAL

Pour l'étude des applications du Magnétisme humain au soulagement et à la guérison des malades.

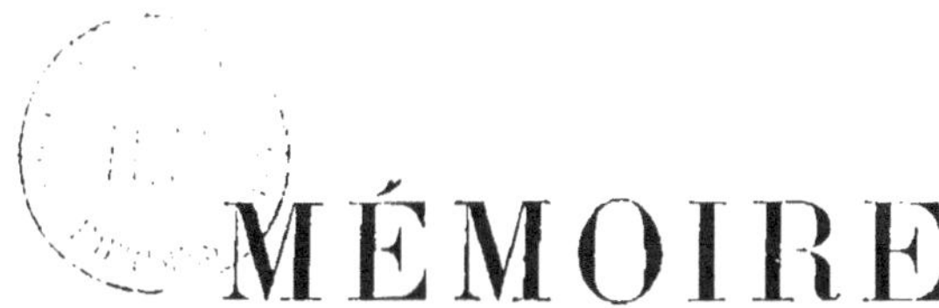

MÉMOIRE

SUR

L'ÉTAT ACTUEL DU MAGNÉTISME HUMAIN

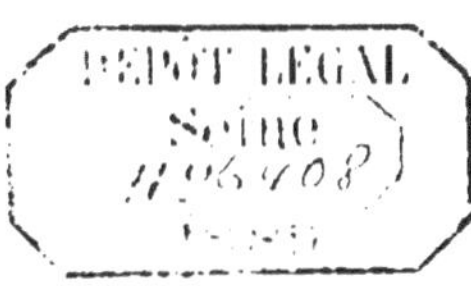

PARIS

IMPRIMERIE BREVETÉE MICHELS & FILS

Usine à vapeur et Ateliers, rue des Filles-Dieu, 8 et 10

1889

DEUXIÈME SÉANCE

MÉMOIRE

SUR

L'ÉTAT ACTUEL DU MAGNÉTISME HUMAIN

I

Définition du Magnétisme.

Il est temps, croyons-nous, que le monde magnétique fasse entendre sa protestation en face des envahissements de l'hypnotisme qui nous doit son existence.

Cette dernière doctrine, née d'hier, croit avoir pour elle seule la vérité et pense résumer en elle toutes les utilités pratiques du magnétisme, alors qu'elle n'en a pris que le petit côté, nous dirons même, la branche la plus malsaine et la moins fertile en applications utiles.

Le magnétisme humain, s'il n'est pas d'essence divine, est tout au moins d'essence humaine, et, comme tel, doit participer des deux états de l'homme : *esprit et matière*, de même qu'un sel renferme la plupart des vertus de ses composants.

Que peut donc faire un bouchon de carafe entre les yeux d'un névrosé, si ce n'est le rendre plus nerveux encore?

Qu'est-ce qui émane donc de cet objet *passif*, si ce n'est la stupeur cérébrale causée par la fatigue même du sujet?

Est-ce donc une saine thérapeutique, celle qui consiste uniquement à stupéfier le malade pour en faire une machine inconsciente?

Les Fakyrs de l'Inde regardaient leur nombril pour se mettre en état d'hypnose; et pour être moins brillant, le point fixé n'en était pas moins vivant. De ce côté, le seul progrès moderne semblerait consister dans la propreté de l'objet, mais derviches et tourneurs ne se donnaient pas comme chefs d'École, encore moins comme médecins; d'où il faut conclure que l'École hypnotique manque de modestie.

Quant au magnétisme humain, on conçoit aussitôt que l'agent participant du sujet aura des propriétés vitales autrement actives et bienfaisantes que toute la verroterie de nos hypnotiseurs patentés.

En effet, l'homme est un être vivant duquel la vie rayonne comme la chaleur rayonne d'un corps chaud; qu'il y ait émission, ondulation, vibration ou radiation d'un fluide, peu importe, le nom ici n'a qu'un intérêt secondaire, il est du ressort de la physique générale, et, à ce titre, ne nous regarde pas.

Donc, fluidistes, volontistes, imaginationistes ou spiritualistes, cessez de vous combattre en vous rappelant la fable de l'*Huître et les plaideurs*, car l'hypnotisme vous guette et profite de vos luttes intestines à propos d'un mot, pour vous souffler une à une toutes les richesses de votre patrimoine magnétique. Ne vous doivent-ils pas déjà toute leur doctrine hypnotique qu'ils n'auraient pas sans vous?

Lorsque bientôt, sous une sage direction, vous vous tendrez fraternellement la main, vous unissant non pas contre l'ennemi commun, car vous n'en aurez plus : un ennemi n'en est plus un lorsqu'il est à terre ou lorsqu'il est désarmé; en vous unissant, dis-je, mettant de côté toutes vos erreurs, vos exagérations, vos superstitions, et, lorsque vous voudrez bien ne plus faire que du magnétisme curatif, vous aurez le public de votre côté, et les sarcasmes qui vous suivaient se retourneront contre les savants qui ont pris l'ombre du magnétisme pour le magnétisme lui même.

Une grande vérité existe, aveugle qui ne la voit pas : la vie rayonne de tous les êtres forts, elle rayonne même en raison directe de la bonne santé et de la force de l'opérateur; c'est une loi au même titre que celle qui régit la chaleur ou la lumière, sa puissance se manifeste toujours en raison directe des masses et en raison inverse des distances.

La vie aussi se transmet, s'infuse et s'ajoute en imposant les mains avec bonté, avec amour sur les déshérités de la santé, et cela, en raison directe de notre vitalité, mais aussi en raison de l'amour que nous avons pour le prochain, car il faut être bon pour secourir son semblable avec ses propres forces.

Le magnétisme est-il donc une panacée guérissant tous les maux de l'humanité?

Ici, il faut bien s'entendre.

Oui ! c'est une panacée dès qu'il s'agit seulement de faire une répartition du principe vital d'un sujet dans ses différents viscères et d'aider ceux-ci dans leurs fonctions naturelles ; en un mot, lorsqu'il s'agit de rétablir l'intégrité du pouvoir physiologique afférent au système nerveux.

Mais, dès qu'une lésion s'est produite, dès que des dégénérescences s'accusent, que des poisons se sont introduits dans l'organisme, votre action devient accessoire ; les antidotes énergiques, les agents chimiques neutralisant, les nutriments spéciaux deviennent nécessaires, et, votre intervention n'est plus indiquée ; le médecin devient urgent ; tout au plus pourrez-vous seconder son action dans quelques cas spéciaux.

Ne vous trompez pas au sujet de la médecine, son rôle utile est incontestable dans la très grande majorité des cas, ne serait-ce que pour vous crier « casse-cou », car, ce qui fait le plus grand tort au magnétisme, c'est l'orgueilleuse prétention de quelques magnétiseurs qui, la plupart du temps, sont complétement étrangers à l'art de guérir, les uns dupes de leur foi et d'autres dupeurs de parti pris, ont la fatuité de croire qu'ils n'ont qu'à imposer les mains pour guérir tous les maux.

Demandez à celui qui souffre d'un cor, si un pédicure ne ferait pas mieux son affaire que tous les magnétiseurs réunis, imposant leurs mains sur ses bottes.

Si grossière que soit l'image, il en est ainsi d'une quantité de maux que le médecin guérit rapidement, tandis que le magnétiseur y perdrait son temps : laissons donc à chacun son rôle, les malades seront mieux soignés.

Je sais qu'il en est un grand nombre parmi vous qui

sont convaincus de l'efficacité du magnétisme, DU LEUR SURTOUT, pour la guérison des maladies que nous considérons comme incurables, mais laissons-leur cette foi aveugle qui, dit-on, transporte les montagnes; une conviction magnétique est aussi difficile à déraciner qu'une opinion politique, ne perdons pas notre temps à leur démontrer l'inanité de leurs moyens : mais que ceux-là qui veulent se convaincre du néant de leur pouvoir *en ces cas désespérés*, viennent nous voir à l'hôpital faire des autopsies, ils verront ce que c'est qu'un cancer, la profondeur de ses racines et l'état général du sujet.

C'est précisément pour vous mettre en garde contre cette exagération que je prends ici la parole, car c'est peut-être le seul écueil contre lequel le magnétisme ait à lutter pour se faire accepter.

En voulez-vous la preuve ? Prenons deux hommes, un magnétiseur et un médecin ; le premier avouera souvent qu'il ne connaît pas un mot d'anatomie, qu'il ne sait aucune loi de physiologie, qu'il n'a jamais touché à un microscope, qu'il ne se doute même pas de ce que c'est qu'une lésion, mais il affirme avec aplomb qu'il guérira la tuberculose ! Que lui répondra le médecin ? Il est présumable que celui-ci lui tournera les talons, qu'il aura jugé son homme et mis dans le même sac tous ceux de sa profession.

On ne discute pas avec la foi ; trop souvent la foi ne s'implante que chez les déshérités d'un esprit sain ; il n'est cependant pas nécessaire d'avoir de l'esprit pour faire du magnétisme, il suffit d'un peu de bon sens. Mais il faut aussi comprendre que si l'on exige tant de garanties chez un médecin, c'est que son art est difficile à acquérir, à bien comprendre et à bien appliquer.

Vous savez tous que c'est la seule profession où l'on demande deux baccalauréats pour franchir la première porte de l'École et celle-ci est la seule École des hautes études où il faille rester cinq ans au moins pour devenir titulaire d'un diplôme après le passage d'une douzaine d'examens très pénibles, et, néanmoins tous les jours, malgré ce très sérieux bagage scientifique, le médecin doute de lui-même, n'affirme pas, se trouve même insuffisant et regrette de n'être pas plus instruit pour voir clair dans ce sphynx qu'on nomme un corps malade.

Jugez de quel côté se trouve la modestie ou la sagesse entre ces deux hommes, dont l'un affirme qu'il se passera de toutes les sciences et guérira son malade, alors que l'autre s'inclinant, avouera franchement qu'il ne possède pas assez de savoir pour entreprendre une cure qui lui paraît impossible ?

Vous me répondrez que l'un n'emploie pas les mêmes armes que l'autre, j'en conviens, la vie peut se passer de science, mais ressusciterez-vous donc les morts ? Or, les morts sont nombreux, croyez-le, dans l'étendue d'un corps dont la synthèse vivante se compose de plusieurs milliards de cellules ayant une vie propre et qui trop souvent sont sevrées des faveurs de la nutrition générale. Revenez donc, mes chers confrères en magnétisme, à de plus saines appréciations de votre rôle, écoutez ceux qui, comme vous, ont fait toute leur vie du magnétisme, mais se sont éclairés du flambeau des connaissances indispensables pour le bien appliquer en ne perdant pas leur temps, leur vie même, là où ce sacrifice devient inutile.

Vous me direz qu'on peut toujours appliquer le

magnétisme sans danger, que, s'il ne fait pas de bien, il ne fait jamais de mal. Ceci est une formule de portière qu'il faut laisser dans la loge; on perd souvent un temps précieux, là où une intervention rapide peut seule apporter le salut. Voyez ce qui se passe dans un empoisonnement ou dans une hémorrhagie, considérez qu'on ne neutralise pas un poison avec des passes, ou qu'on ne ligature pas une artère avec du fluide.

Ayez donc une modestie de bon goût, elle sied toujours à qui la possède, n'ameutez pas le public contre vous par de vaines prétentions, cantonnez-vous dans votre sphère d'action, ne faites du magnétisme que là où il peut être utile, et alors seulement vous pourrez être certain que personne ne vous cherchera querelle, le corps médical, tout le premier vous rendra justice, car, croyez-vous donc que le corps médical puisse être jaloux de votre intervention et qu'il vous considère comme de sérieux concurrents dans l'art de guérir?

Vous vous tromperiez étrangement, si telle était votre conviction. Le médecin prescrit mais ne fait rien par lui-même, il plane mais n'opère pas, c'est un Dieu dans l'Olympe, et moins on le voit plus on y croit.

Le médecin formule tel ou tel moyen, tantôt il prescrit le sulfate de quinine, tantôt le fer, mais ce n'est pas lui qui les donne; il prescrit l'hydrothérapie ou l'électricité, mais ce n'est pas lui qui applique ces agents; il prescrira de même le massage ou le magnétisme, et vous serez là pour cette besogne, et, remarquez-le bien, ce n'est pas vous, agents secondaires, qui aurez les honneurs de la cure, pas plus que ne l'a le sulfate de quinine, qui seul cependant guérit la fièvre, ce sera le médecin qui aura conseillé d'appliquer ce moyen.

Vous voyez donc que vous n'êtes pas des concurrents sérieux, vous êtes rangés sur la planche aux médicaments, entre la quinine et le fer, et, croyez-moi, la place est honorable; c'est à l'homme de l'art d'aller vous y chercher lorsqu'il le jugera convenable, et soyez assurés qu'il ira lorsqu'il sentira que vous êtes de bons et fidèles médicaments sur lesquels il pourra toujours compter, mais il ira vous y chercher dans ce cas seulement.

Ne vous laissez pas dire non plus que le médecin entretient la maladie pour conserver le malade, c'est encore là une rengaine dont vous devez faire bonne justice dans toutes les occasions. S'il conserve son client malade, c'est que trop souvent les agents qu'il emploie sont infidèles et ne répondent pas à son attente; ou bien, que le terrain sur lequel il opère est trop mauvais, ou la lésion trop profonde. Mais rendez hommage à sa bonne volonté et à sa probité professionnelle.

II

Du Sommeil magnétique

Une autre question se pose : doit-on chercher le sommeil magnétique lorsqu'on n'a qu'un but : guérir son malade?

Ici, il faut encore distinguer, il y a deux sortes de sommeil magnétique : le bon et le mauvais. Je n'ai vu faire cette différence par aucun magnétiste et je vais dire en quoi elle consiste :

Le bon sommeil magnétique est celui qui se manifeste tout naturellement, sans le chercher, au moment où le sujet, fortement ébranlé dans son système nerveux et sa santé, se trouve calmé par des passes bienfaisantes; vous soustrayez ainsi l'influx nerveux du cerveau, vous faites cesser aussitôt l'hyperhémie cérébrale et le sommeil apparaît. Ce sommeil-là est profondément réparateur, c'est dans cet état bienfaisant qu'une petite flamme s'allume, veilleuse d'abord, puis bientôt flambeau merveilleux, éclairant d'un jour nouveau les facultés cérébrales; un sixième sens vient de naître et la vue à distance se manifeste par de très curieuses révélations.

Tant que l'équilibre nerveux n'est pas rétabli et que le sujet n'est pas surmené, cette curieuse faculté persiste, mais cela seulement chez quelques sujets privilégiés qui sont plus près de la tombe que de la santé et à qui il ne faut pas demander beaucoup, car c'est un sens trop délicat, se faussant trop facilement pour qu'on en puisse tirer un parti permanent. J'ai nommé le *somnambulisme lucide*, faculté bien rare, bien fugace et trop aléatoire pour qu'on puisse compter sur elle à heure fixe. Je ne l'ai rencontrée qu'une seule fois bien parfaite, en trente ans, c'est vous dire qu'il est prudent de ne l'étudier qu'entre nous pour l'honneur de la corporation.

Quant au mauvais sommeil, ce n'est pas autre chose que *l'hypnose*, que vous obtenez aussi bien par la fixité du regard, la dureté de l'expression que par la brusquerie des gestes ou du commandement. Ce genre de sommeil est du ressort des hypnotiseurs et les magnétiseurs-guérisseurs le désavouent ; on obtient avec lui les crises funestes, *la catalepsie* et *la vésanie* somnambulique, ce que ne cherche jamais un magnétiseur qui n'a qu'un but : guérir son malade.

Que ce soit là des exhibitions intéressantes pour le public, nous vous l'accordons ; nous avouons même que des expériences publiques bien faites sont capables de nous amener des partisans convaincus et même effrayés de la puissance du magnétisme, mais nous devons dire que ces tours de force à la Donato ne sont pas ce qu'il y a de plus utile au point de vue philanthropique, le magnétisme exclusivement curatif, bien que plus modeste dans ses allures, a beaucoup plus de chances de nous attirer les sympathies du monde et des savants en particulier.

C'est dire ici que toutes les expériences publiques ont fait plus de tort que de bien au vrai magnétisme, puis, avouez-le, parmi ceux qui se posent en magnétiseurs consommés, beaucoup ne connaissent souvent pas un mot des lois qui régissent le magnétisme, ce sont de simples prestidigitateurs qui leurrent le public crédule en lui faisant croire à un pouvoir qu'ils n'ont pas; ils ont à leur suite, non pas des sujets entraînés, mais de vrais compères qui n'en imposent guère à ceux qui savent voir; de là, une suspicion bien naturelle de la part des savants officiels.

III

Comment doit-on magnétiser ?

Les procédés diffèrent en raison du but qu'on veut atteindre; mais tout d'abord se pose une question :

Qu'est-que le magnétisme ? Où commence-t-il ? où finit-il ?

La définition du magnétisme nous donnera son action.

Le magnétisme est une force naturelle qui rayonne de tout corps vivant et que la volonté augmente dans des proportions restreintes, mais manifestes.

Ce rayonnement semble être un fluide impondérable, au même titre que l'action d'un aimant agissant sur le fer doux ; sa puissance s'exerce comme celle de l'aimant, en raison directe de la puissance émettante et en raison inverse du carré des distances.

De même que pour l'aimant, la puissance du magnétisme humain n'est constable que sur les éléments de même nature ou du même règne que le corps émettant.

La puissance qu'exerce un aimant naturel ou artificiel sur certains corps métalliques est essentiellement temporaire ; il en est de même du magnétisme animal sur la série animale. Mais dans les corps vivants, il suffit souvent qu'une fonction soit rétablie temporairement pour qu'elle continue son action; de là une guérison possible, même rapidement. C'est ainsi qu'on peut faire cesser une syncope qui pourrait devenir mortelle, en rendant au cœur son influx nerveux, brusquement soustrait par une cause morale.

En présence de troubles organiques, les guérisons sont moins rapides, mais l'on conçoit qu'en rétablissant souvent l'action d'un organe, celui-ci doive reprendre ses habitudes fonctionnelles: de là aussi des cures qui s'expliquent et que la pratique enregistre.

Où commence la pratique du magnétisme et où finit-elle?

Nous avons dit que le magnétisme était une force naturelle que possédaient tous les corps vivants; il s'ensuit que, dès qu'on met cette force en action, ses effets commencent, et si nous présentons le magnétisme sous la figure d'un triangle, nous dirons que le massage en est la base et l'amour le sommet, et qu'entre ces deux modes extrêmes d'action, il y a place pour les frictions, le simple contact, les passes, les insufflations, la communion d'influx nerveux par rayonnement réciproque, la bonté, la confiance mutuelle, le désir du bien et l'amour du prochain. Tous ces facteurs concourent au même but, par des moyens plus ou moins matériels, mais qui forment cependant un corps de doctrine thérapeutique parfaitement délimité, reposant sur l'emploi des forces humaines et dont les effets sont indéniables lorsqu'on les observe avec bonne foi.

Depuis longtemps déjà, la médecine officielle se sert avec succès du massage et des frictions, de l'imposition directe des mains pour calmer la douleur et de la suggestion, sorte de pieux mensonge qui redonne la confiance en la vie, souvent même le courage de surmonter un mauvais pas.

Tous ces moyens physiques et psychiques sont connus et appréciés comme ils le méritent par le corps médical qui s'en sert avec avantage dans maintes occasions, mais sans vouloir lui donner son vrai nom, car s'il admet la base et le sommet de cette puissance naturelle, il ne reconnaît pas encore le trait-d'union qui relie la force brutale à l'esprit, laissant ainsi une solution de continuité dans un tout qui n'en comporte pas.

Cette partie négligée est précisément ce qu'il y a de plus remarquable et de plus actif dans cette branche de l'art de guérir qu'on nomme la thérapeutique magnétique, et il suffira de vos efforts, réunis vers ce but, pour triompher des scrupules de la médecine, en lui démontrant que des cures peuvent se faire par l'imposition des mains, par leur influence à distance et par l'emploi des passes qui rétablissent la circulation de l'influx nerveux momentanément suspendue.

Vous allez me dire que le massage ne rentre pas dans la doctrine magnétique, et que vous protestez contre cette adjonction d'un moyen qui vous paraît purement physique ; à cela, je répondrai que celui-ci est précisément pratiqué par des mains vivantes qui dégagent de la vie en raison même de l'effort musculaire employé ; c'est ainsi qu'on n'obtiendrait pas, tant s'en faut, les mêmes résultats ni les mêmes avantages avec des pilons mécaniques, preuve évidente que vous devez accepter comme vôtre, l'action bienfaisante du massage et la revendiquer comme étant bien à vous. J'en dirai autant des frictions dont les pommades ne servent qu'à masquer la pratique magnétique, car leur action est souvent illusoire, et les médecins le savent si bien, qu'ils se servent indifféremment de celle-ci ou de celle-là.

Ayez donc aussi le bénéfice des frictions, car c'est augmenter l'étendue de vos moyens de guérir et c'est surtout sur ce terrain-là que des transactions peuvent aboutir entre le corps médical et vous, par une cote mal taillée, d'abord, mais grâce à laquelle vous vous taillerez une large place dans l'avenir, croyez-le.

Quant aux procédés classiques de magnétisation, ils varieront, je le répète, selon le but qu'on veut atteindre, les meilleurs procédés sont encore les plus simples, mais encore faut-il, pour en tirer tout le parti possible, se cantonner dans certaines lois qui sont du ressort de la pratique et dont nous dirons deux mots seulement.

Il faut avant tout se mettre longuement en rapport avec son sujet, à l'aide du contact des mains; et, lorsqu'il s'est établi une sorte d'équilibre complet entre magnétiseur et magnétisé, il faut que l'un devienne actif et l'autre passif aussi complètement que possible; c'est alors seulement que le magnétiseur actionnera de toute sa puissance les centres nerveux les plus impressionnables, qui sont par ordre de sensibilité : le plexus solaire ou creux épigastrique, le plexus sémi-lunaire situé au-dessus des reins ou à la base du diaphragme, le plexus sacré dont le siège est dans le petit bassin, et enfin le plexus cervical à la base et sur les parties latérales du cou.

Quant au front, c'est, au point de vue magnétique pur, un siège à peu près insensible; et si vous actionnez les yeux, vous cessez de faire du magnétisme pour retomber dans la pratique de l'hypnotisme, ce qu'il faut éviter.

N'attendez pas non plus de très grands effets physiques de votre magnétisation, c'est, du reste, le moyen d'en obtenir de plus sérieux et de plus utiles, car toute manifestation physique est l'indice d'une révolte, le bien-être ne s'exprime pas par des grimaces.

Lorsqu'enfin vous aurez actionné votre sujet pendant dix ou quinze minutes, en réveillant l'atonie des centres nerveux de la vie organique, en donnant le meilleur de vous-même, faites une répartition, une sorte de nivelage de ces forces au profit de l'organe compromis, vous ranimerez ainsi ses fonctions et vous aurez fait œuvre utile.

IV

De la Polarité.

Dans ces dernières années, on a beaucoup parlé de la polarité magnétique, et l'on a cru pouvoir lui assigner des lois immuables, bien que les partisans de ces lois ne s'entendent pas entre eux pour dénommer les pôles respectifs de la machine humaine. Ce serait déjà là un argument favorable pour démontrer que, chacun croyant avoir raison, tous doivent avoir tort ; mais nous avons mieux à faire que de mettre en face les partisans de ces polarités de convention, c'est de prouver scientifiquement que cette polarité n'existe pas, qu'elle n'a jamais existé que dans l'imagination de quelques sujets sensitifs qui sentent tout ce qu'on veut leur suggérer ou leur faire voir.

Une influence ne peut pas plus se polariser que ne le peuvent des ondes sonores, des parfums ou des vibrations de chaleur.

On confond trop volontiers l'effet avec la cause. Je m'explique : si je frappe un coup de marteau sur une enclume, le choc se fait en un seul point ; mais, autour de ce point central, des vibrations vont se produire qui entoureront de tous les côtés ce point d'une atmosphère de bruit allant en décroissant pour s'éteindre à une distance déterminée.

Or, dira-t-on que cette atmosphère de bruit est polarisée? J'allume un foyer dans un point, la lumière va rayonner de tous côtés. Dira-t-on que les rayons lumineux sont polarisés? Je dépose un morceau de musc sur une table, l'odeur va s'en répandre partout. Direz-vous que ces émanations sont soumises aux lois de la polarité?

J'allume du feu en un lieu quelconque, celui-ci fait rayonner sa chaleur de tous côtés sans qu'il y ait polarisation.

Je m'arrête dans l'exposition de ces exemples, qui suffisent à démontrer le néant de la *polarité des ondes*; mais, pour mieux affirmer encore ma démonstration, je prends un fil de métal ou, mieux encore, tout corps conduisant un courant électrique. Si ce courant va de droite à gauche, il aura sa polarité; s'il va de gauche à droite, sa polarité changera, mais existera néanmoins, car tous les courants ont leur polarité respective. Le rayonnement magnétique qui enveloppera ce courant comme une vapeur ne sera pas polarisé, c'est le courant qui l'est, mais non pas le magnétisme qui s'en dégage et dont les effets sont toujours identiques à une distance donnée; l'aiguille du galvanomètre indiquera bien la nature du courant par une influence à distance, mais le *quantum* de déviation de l'aiguille sera toujours identique, quelle que soit la direction du courant, preuve évidente qu'il y a bien deux choses en présence et qu'il ne faut pas confondre : le courant d'une part et son influence magnétique de l'autre; l'une accuse la direction, l'autre accuse sa force, et celle-ci sera toujours la même dans l'étendue du périmètre tracé autour du fil qui conduit le courant.

Dites-nous que les courants nerveux sont polarisés, je le veux bien, mais ces courants restent toujours sur leurs conducteurs respectifs et n'en sortent pas, les nerfs moteurs ont toujours leurs courants allant du centre à la circonférence ; vous n'intervertirez jamais l'ordre des directions, vous ne ferez pas que les nerfs moteurs deviendront des conducteurs de la sensibilité, et *vice versa* ; vos courants sont à vous, bien à vous ; vous ne ferez pas qu'ils passent sous la peau de votre voisin, car toute solution de continuité *matérielle* intercepte le courant ; mais l'influence magnétique qui se dégage de ces courants peut rayonner à une certaine distance, rencontrer l'atmosphère magnétique de votre sujet et produire des interférences bizarres qui retentiront sur ses nerfs et pourront engendrer des extra-courants modificateurs ; mais voilà seulement votre action.

Ne savons-nous pas, par les bulletins météréologiques, que la terre est aujourd'hui électrisée négativement, les nuages positivement, alors que demain, dans une heure peut-être, les pôles vont changer.

Pouvons-nous donc songer à des lois immuables dans la machine humaine, alors qu'une colère, une joie, un repas, une colique, peuvent changer nos pôles de place !

Croyez-moi, n'embrouillons pas ce qui est simple ; avant de fixer des lois magnétiques, attachons-nous à faire reconnaître le principe fondamental du magnétisme ; guérissons d'abord nos malades, même empiriquement, plus tard nous leur dirons comment, cela pourra peut-être les flatter.

V

Comment agit le magnétisme.

Nous aimons la clarté et la simplicité dans l'exposé d'une science : toute doctrine qui ne fait pas la preuve de son existence, par A + B, mérite de rester à l'état occulte, et, c'est pour être resté mystique que le magnétisme n'a pas fait son chemin.

L'astrologie et l'alchimie ont été, pendant de longs siècles, des sciences occultes par excellence, aujourd'hui ce sont des sciences exactes, aussi exactes que les mathématiques, et personne ne s'en plaint.

Essayons d'apporter un peu de lumière dans ce chaos qui fait le fond de la doctrine magnétique, et nous verrons comment on peut expliquer scientifiquement son influence.

Nous avons dit, au chapitre précédent, qu'un *être* n'était pas une simple unité, qu'il était, au contraire, un assemblage d'organes ayant chacun des fonctions définies et que toutes concouraient à un but commun : l'entretien de la vie.

Maintenant si nous passons de l'entier au détail, des courants généraux aux courants particuliers, que nous appellerons cellulaires, nous allons voir que toute polarité est impossible, en raison même des mutations incessantes qui se passent dans ces courants.

Sans parler des travaux du chevalier de Reichenbach

qui, le premier, a eu l'idée d'une polarité différente dans chaque sexe, voyons ce qui se passe véritablement chez l'homme, au point de vue électrique.

Si l'homme n'était constitué que par une pile unique, nul doute que nous ne trouvions ses deux pôles, mais tous les travaux de bio-chimie nous montrent que tous les viscères, tous les organes, toutes les cellules sont autant de petites piles reliées entre elles par familles, par groupes, par colonies, travaillant d'abord isolément à leur propre intérêt, puis ensuite aux intérêts de la famille, du groupe, du système, et enfin aux intérêts communs de la totalité de l'être.

C'est absolument ce qui se passe dans la famille humaine, où l'on dit d'abord : « chacun pour soi », puis vient l'intérêt de la famille, de la commune, du canton, du département, de l'État, et, enfin survient seulement la question d'intérêt général de l'humanité.

Or, je cherche où peut bien être la polarité constante, alors que tant d'intérêts divers sont en jeu!

Bien mieux, les plus récents travaux de bio-chimie nous montrent que les pôles électriques varient d'une heure à l'autre, selon qu'on est à jeun ou qu'on a bien dîné, que les échanges de nutrition et de dénutrition renversent les courants à chaque instant, pour satisfaire aux lois d'endosmose et d'exosmose qui se passent dans chaque cellule.

Où trouvons-nous là des lois fixes en faveur d'une polarité constante?

Mais cela est encore bien compliqué pour des novices de la science; nous pouvons encore simplifier cet être complexe, sans être obligé pour cela de sortir des règles permises en mathématiques. De même qu'on peut extraire une unité d'un million dont l'ensemble n'est formé que d'unités semblables entre elles, mettons-nous en présence de la *monade* de Leibnitz, cette cellule primordiale, génératrice des mondes présents et futurs; grandissons-la par la pensée, donnons-lui le volume d'une orange pour y voir plus clair, nous allons assister aux manifestations de la vie, qui se résument en somme à bien peu de chose.

Supposons que cette cellule soit un ballon absolument sphérique, formé d'une membrane mince comme vous en voyez pour les jouets qui servent aux enfants; supposons que cette membrane soit assez perméable pour qu'elle puisse filtrer des liquides; supposons encore que ce ballon soit absolument rempli par de l'eau distillée, dans laquelle un papier sensible ne pourrait déceler aucune réaction acide ou alcaline; supposons enfin que ce ballon est entièrement plongé dans un autre liquide plus dense et d'une autre couleur, supposons même ce liquide nutritif.

Que va-t-il arriver?

La physique est là pour nous dire qu'il va se produire aussitôt un courant endosmotique, c'est-à-dire allant du dehors au dedans, jusqu'à ce que l'équilibre soit parfaitement établi entre la tension du dehors et celle du dedans.

Si nous retirons le ballon de son milieu, nous pouvons constater que l'eau claire qui était au centre de la sphère s'est colorée et s'est chargée de principes nutritifs, et par conséquent, a augmenté sa densité.

Cette petite expérience est absolument élémentaire et se pratique dans tous les cours de physique.

Replaçons cette sphère dans son milieu et constatons

l'équilibre parfait qui règne entre la tension du dedans et celle du dehors, mais faisons bientôt communiquer le liquide extérieur avec des tuyaux d'écoulement se dirigeant vers une bouche d'égout, aussitôt la tension extérieure va diminuer et le liquide qui se trouve renfermé dans la sphère va, à son tour, rétablir son équilibre, d'où naîtra un courant exosmotique en sens inverse du premier, et cela aussi longtemps que l'exigera le rétablissement de l'équilibre entre le dedans et le dehors.

Il y a donc là des courants incessants qui vont du dehors au dedans et du dedans au dehors, cherchant uniquement à remettre les liquides en équilibre de tension. Ces courants sont-ils intermittents comme ceux d'un appareil d'induction, ou plutôt, se produisent-ils alternativement ou simultanément, comme nous alternons notre activité avec notre repos, notre veille avec notre sommeil? C'est là une question de physique dont on peut avoir la clé par des expériences de laboratoire, en tenant compte toutefois qu'il se passe aussi des phénomènes bio-chimiques, mais dont nous ne nous préoccuperons pas, pour la clarté de cette démonstration.

Ce qu'il y a de certain, c'est que ce phénomène existe pour toutes les cellules de notre corps en état de santé, car si la loi est vraie pour une cellule, elle est vraie pour toutes les autres.

Le liquide extérieur que nous avons supposé est bien réel; c'est l'élément fondamental grâce auquel s'accomplit la nutrition des cellules et qu'on nomme *blastème* ou *protoplasma*. Chaque cellule a faim et a soif; aussi chacune puise-t-elle sa nourriture dans le réservoir commun, d'où phénomène d'*endosmose*.

Une fois sa nutrition satisfaite, la cellule n'a qu'un but, se débarrasser de ses déchets par un mouvement contraire; de là *exosmose*. Ces déchets tombent dans le protoplasma, sous le nom de *ptomaïnes*, et l'empoisonneraient bientôt, si des vaisseaux excrétoires n'emportaient, pour les porter au dehors, les principes usés qu'il faut éliminer.

Le protoplasma est donc un liquide complexe baignant tous les éléments configurés de notre corps et ayant une double fonction : fournir les éléments de nutrition aux cellules et recevoir en échange leurs déchets : d'où il suit que son rôle est considérable, car il est tout à la fois le grenier d'abondance et l'égout collecteur des cellules.

Or, si la nutrition générale se fait mal, ce liquide sera pauvre en éléments réparateurs : si, d'autre part, les déchets s'éliminent trop lentement au gré du protoplasma, il y aura empoisonnement progressif. Dans les deux cas, vous ne pouvez pas grand'chose avec votre action magnétique sur la nature de ce liquide, car il ne faut jamais vous adresser à la matière proprement dite, vous n'avez pas directement prise sur elle.

Mais, et c'est ici où je voulais en venir, la vie surveille les transactions qui se passent entre les cellules et le protoplasma, elle se porte au secours du danger, d'où qu'il vienne, et, par des courants nerveux qu'elle envoie dans toutes les directions, elle force les cellules à l'obéissance passive en exagérant la nutrition des points compromis, ou en ralentissant la dénutrition des cellules qui empoisonnent le protoplasma : elle stimule donc les organes d'excrétion, elle les débarrasse des matériaux qui les obstruent : en un mot, la vie générale vient au secours de la vie locale. C'est ici que se montre la solidarité la plus parfaite, car la mort partielle est le signal de la mort générale.

Or, vous entrevoyez votre impuissance sur la composition du protoplasma; s'il est trop pauvre, vous ne pouvez pas le nourrir; s'il est empoisonné par les ptomaïnes, vous ne pouvez rien contre ces poisons subtils.

Mais si vous ne pouvez pas modifier la matière, vous pouvez exciter ou modérer ses fonctions, c'est là votre rôle, car vous êtes tout puissant sur le système nerveux, vous pouvez exciter les courants qui nourrissent, comme vous pouvez modérer les courants de dénutrition; en un mot, vous pouvez exciter ou modérer les transactions qui se passent au sein de l'organisme en agissant sur les centres nerveux qui président seuls à ces grandes fonctions.

Il faut donc s'enquérir du véritable rôle du système nerveux, qui n'est pas très compliqué, lorsqu'on veut se borner à connaître les grandes lois qui le régissent.

Or, nous avons deux ordres de nerfs bien distincts dans leur origine et dans leurs fonctions, il suffit de se rappeler que le système nerveux cérébro-spinal, préside uniquement aux fonctions de la vie de relation, tandis que l'autre système ne préside qu'aux fonctions de la vie organique et jamais ces nerfs n'empiètent sur les attributions les uns des autres.

Les nerfs de la vie de relation ont dans leurs attributions la sensibilité et le mouvement, ils ont pour origine le cerveau et le cervelet.

Les nerfs de la vie organique président à la nutrition, à la dénutrition et à la reproduction de l'espèce; ils ont pour origine réelle la rate, et pour origine apparente les ganglions semi-lunaires, situés entre les deux piliers du diaphragme.

L'ensemble de ce système nerveux spécial a reçu le nom de *grand sympathique*, ou nerf vague, en ce qu'il s'étend partout et ne finit nulle part.

Ce système est essentiellement impressionnable, mais à sa façon, il est peu sensible aux chocs, mais il vibre à la moindre émotion : une parole de travers, un chagrin, une joie, le font tressaillir et il manifeste aussitôt ses sensations par une paralysie ou une excitation de ses extrémités, amenant un arrêt ou une suractivité des vaso-moteurs qui président à la circulation du sang, du chyle et de la lymphe; de là, la pâleur ou la rougeur des téguments.

De ces données rigoureusement physiologiques, découlent des indications précises pour l'application du magnétisme tel que nous l'avons défini, c'est-à-dire, de ce magnétisme dont le massage occupe la base et l'amour le sommet.

Pour tout ce qui est sous la dépendance de la vie de relation, c'est-à-dire, tout le système musculaire, nous appliquerons le massage et les frictions, réveillant ainsi la sensibilité, et par elle nous provoquerons le mouvement par action reflexe, ceci est clair.

Sur tout ce qui est du ressort de la vie organique, c'est-à-dire, tout ce qui est contenu dans les grandes cavités, nous agirons par *influence*, autrement dit, avec des pratiques purement magnétiques : l'imposition des mains, les passes, la parole bienveillante et l'amour, assurés que nous serons de trouver le chemin du *grand sympathique* par *la sympathie* que nous lui apporterons. Ceci nous semble aussi clair que l'était tout à l'heure l'application des moyens matériels sur les nerfs de relation.

Nous attendons une critique de cette définition de principes et nous défions nos physiologistes les plus intolérants de nous faire une objection scientifique de nature à la battre en brèche.

Voilà donc le véritable terrain du magnétisme, il est parfaitement déblayé de ses côtés occultes, c'est à nous de jouer de notre instrument en véritables virtuoses, car ceux qui nient le magnétisme ou ceux qui font de l'hypnotisme ressemblent à ces gens qui nient l'harmonie lorsqu'on leur met une flûte entre les mains : sans leçons préalables, ils en tirent bien un son, mais ils rejettent l'instrument comme indigne du temps qu'ils y consacrent.

Disons-leur seulement qu'un *couac* est plus facile à produire qu'un harmonieux solo, et, peut-être comprendront-ils que, maîtres en ceci, ils peuvent être de piètres élèves en cela.

VI

De l'Influence magnétique.

Nous avons vu qu'il existait deux genres de système nerveux : l'un soumis à la volonté, l'autre très indépendant de celle-ci, mais chargé d'une mission très importante : l'entretien de la vie.

Or, chacun de ces systèmes a son rôle bien défini en ce qui concerne le magnétisme : le système nerveux cérébro-spinal, étant seul soumis à la volonté, sera le seul véhicule des courants nerveux de la vie de relation et par conséquent, la seule source dont nous puissions disposer pour agir sur l'autre système, qui semble ne jouer qu'un rôle effacé, en face de son turbulent partenaire.

Mais si nous voulons bien nous rappeler que ce modeste système, pour être moins bruyant, n'en joue pas moins un rôle capital dans l'entretien de la vie, il est nécessaire de faire ici son histoire :

Le grand sympathique est le premier linéament qui se montre dans l'embryon de toute la série animale ; c'est par là que le créateur ébauche son œuvre, et c'est avec son aide qu'il la termine, car aussitôt né il entre en fonction et donne le rhythme qui ne cessera qu'à la mort, versant sans cesse dans le tonneau des Danaïdes, les cellules qu'il engendre, pour remplacer celles qui tombent sur le champ de bataille de la vie.

Pour montrer toute l'importance de ce système nerveux qu'on nomme grand sympathique, il me suffira de vous dire que l'anatomie comparée nous apprend qu'il existe chez tous les êtres du régime animal, alors que le système nerveux cérébro-spinal disparaît dans les classes inférieures qui sont de beaucoup les plus nombreuses et les plus prolifiques.

Il n'existe pas une seule cellule animée, et je n'en excepte pas même le règne végétal, qui n'ait tout au moins un filet du nerf végétatif qui prend le nom de nerf vague dans les mollusques et de grand sympathique dans les animaux vertébrés.

L'importance de son rôle étant démontrée par l'anatomie comparée et par sa préexistence dans tout être créé, nous allons assister à ses multiples fonctions dans l'être humain, le seul qui nous occupe ici, et particulièrement à son rôle sous l'influence du magnétisme produit et développé par le système nerveux cérébro-spinal qui est un véritable appareil galvanique à courants intermittents.

Nous ne reviendrons pas sur les fonctions bio-chimiques du grand sympathique, celles-ci sont du ressort de la physiologie générale ; nous avons hâte de rentrer dans la question magnétique.

Nous avons dit, et nous n'avançons rien qui ne soit prouvé par l'anatomie, que le système nerveux du grand sympathique rayonnait partout, qu'il avait des filets nerveux dans tous nos tissus, qu'il n'existait pas une seule cellule qui ne soit sous sa dépendance directe, qu'il ne se faisait pas une seule mutation dans les parties les plus profondes comme dans celles qui sont les plus superficielles, sans que le rhythme du grand sympathique n'intervienne ; or, tous ces courants, pour être de faible intensité n'en sont pas moins effectifs; il existe autour de ces filets nerveux une atmosphère magnétique, comme il en existe autour de tout courant; cette atmosphère magnétique se perd, se confond, s'entrelace avec l'atmosphère magnétique du filet voisin, formant ainsi des interférences de cercle se coupant, s'ajoutant, se croisant pour engendrer des atmosphères combinées dont les courants induits, se dirigent, tantôt vers les cellules terminales, tantôt vers les ganglions qui sont autant de petits cerveaux avec des rôles et des fonctions fort complexes.

C'est ainsi que se manifeste la vie partout, sans que le système nerveux cérébro-spinal intervienne; celui-ci peut dormir, le grand sympathique veille toujours, il est comme le cœur, ne s'arrête jamais, mais son rhythme peut être modifié par la brusque intervention du système nerveux de la vie de relation qui vient imposer ses volontés ou ses sensations exquises ou brutales; de là, des modifications ou des orages dans ce tranquille domaine du grand sympathique.

Or c'est ici que se manifeste l'action du magnétisme, car il est tout-puissant pour modifier le rhythme du grand sympathique et pour le prouver il nous suffira d'un exemple :

Je reçois un coup de marteau sur le doigt, une vive douleur se manifeste, ressentie qu'elle est par le nerf sensitif de la vie de relation; cette sensation est aussitôt transmise au cerveau; celui-ci donne l'ordre de soustraire le doigt au danger d'être frappé de nouveau en faisant agir le nerf moteur, congénère du nerf sensitif, mais la douleur n'en persiste pas moins, des cellules ont été lésées, écrasées, détruites peut-être, c'est alors qu'instinctivement nous entourons notre doigt blessé de notre main saine, et aussitôt la douleur s'apaise pour devenir très supportable, nous faisons naturellement de l'auto-magnétisation, et c'est ainsi que dans la plupart des cas, nous sommes notre propre médecin en faisant intervenir notre volonté pour réagir contre un malaise qui disparaît assez vite, surtout si nous montrons de l'énergie, c'est-à-dire, si nous faisons acte de volonté.

Notre propre action magnétique nous suffira donc souvent ; mais il est des cas où le mal est violent et notre volonté désemparée, nous n'avons plus d'énergie, nous nous abandonnons, nous ne savons plus réagir contre le mal qui nous sape de tous côtés ; c'est alors que l'action magnétique d'un étranger peut remplacer la nôtre et nous aider à franchir le mauvais pas dans lequel nous sommes engagé ; n'ayant pas comme nous un mal qui abat son énergie, il pourra remplacer notre action par la sienne, il prendra notre doigt blessé dans sa main ; si nous avons perdu connaissance, il promènera ses doigts sur notre mal avec l'intention de nous soulager et il y arrivera d'autant mieux et d'autant plus vite qu'il sera animé d'une plus grande volonté, jointe à une plus grande bienveillance.

Toute la doctrine curative du magnétisme est là.

Comment cette action s'explique-t-elle ?

Nous ne le savons pas encore d'une façon scientifique, mais, empiriquement, nous pouvons tout au moins supposer ce qui se passe : nous calmons la douleur en modérant le processus inflammatoire d'une part, et nous activons les réparations en stimulant les fonctions de nutrition, d'autre part.

VII

Similitude entre le fluide nerveux et le fluide électrique.

Il est admis en physique que tous les courants électriques sont identiques entre eux, quelle que soit la source qui les engendre, la quantité seule varie en raison directe de la surface des piles; mais il est parfaitement démontré que les corps qui forment les éléments de la pile, comme les sels qui l'actionnent, n'ont aucune influence sur la qualité des courants.

Tous les éléments qui concourent à former une pile en fonction sont généralement tirés du règne minéral; la pile animale est-elle donc absolument identique alors que ses composants sont exclusivement d'ordre animal?

Les travaux de Scoutteten, de Metz, et de du Boys-Raymond, de Berlin, tendent à nous démontrer qu'il y a là une parfaite analogie dans la nature des courants; en effet, Scoutteten a pu faire marcher une pile de Daniel en remplaçant, dans le vase poreux, l'acide azotique par du sang artériel, et dans le grand vase, l'eau acidulée d'acide sulfurique par du sang veineux; les courants se comportaient au galvanomètre absolument comme si la pile avait été chargée avec ses éléments ordinaires, l'intensité seule était différente et diminuait en raison directe du refroidissement des liquides sanguins.

De son côté, du Boys-Raymond a pu établir une pile de Volta en coupant un muscle chaud en rondelles d'un centimètre d'épaisseur, et en retournant une de ces rondelles sur deux; le courant était manifeste à l'aiguille du galvanomètre, et se conduisait comme tous les courants voltaïques se conduisent; preuve de similitude tout au moins, entre nos courants nerveux et les courants de la pile.

Or, s'il y a similitude dans les courants, il nous est permis de croire qu'il y a similitude dans le magnétisme qui rayonne autour de tout courant, quel qu'il soit.

Cela nous semble logique!

Mais, dira-t-on, lorsqu'on fait contracter un muscle puissant au-dessus d'un galvanomètre très sensible, pourquoi celui-ci n'accuse-t-il pas une influence?

Nous répondrons que le fait est parfaitement exact, ce qui tendrait à infirmer une atmosphère magnétique autour d'un courant purement nerveux, mais n'y a-t-il pas là une question d'économie vitale, ou simplement une loi physique parfaitement admissible, bien que nous ne la connaissions pas?

A-t-on jamais pu complètement isoler une branche nerveuse sur un être vivant, capable d'envoyer un ordre au-dessus d'un galvanomètre et de faire enregistrer ainsi une action magnétique? Car, le muscle où passe le nerf, la peau qui recouvre ce muscle, sont évidemment le siège de courants induits incessants, bien capables de soustraire à leur profit un rayonnement magnétique qui passe sur leur domaine?

Cela est si vrai que nous voyons chaque jour des affolements de la boussole sous l'influence de perturbations terrestres, et, l'opération grave qu'on ferait pour provoquer cette expérience, pourrait assurément compter pour un obstacle efficace à une bonne transmission.

Mais, qu'on nous démontre qu'un courant électrique, quel qu'il soit, et quelle qu'en soit la nature ou l'origine, n'a pas autour de lui une atmosphère magnétique, et nous nous inclinerons devant la seule preuve qu'on pourrait nous donner, que le magnétisme humain n'existe pas.

Ou bien, nous pourrions encore faire valoir cette hypothèse, qui nous paraît assez vraisemblable : il existe une similitude complète entre nos courants nerveux et l'électricité, seulement les nerfs sensitifs et moteurs ne transporteraient que du *galvanisme* avec leur pôlarité respective, tandis que le grand sympathique serait un simple appareil d'*induction* n'ayant que des vibrations sans pôlarité, car ces courants ne peuvent s'enregistrer au galvanomètre, en raison même de la vitesse des intermittences, qui n'ont pas le temps de faire dévier l'aiguille aimentée; de là l'explication d'une absence de déviation d'une aiguille astatique sous l'influence d'un courant nerveux, de l'ordre cérébro-spinal, que nous avons dit galvanique et par conséquent enregistrable, car celui-ci est obligé de faire pénétrer son atmosphère magnétique à travers la peau, qui est sillonnée de courants induits appartenant au grand sympathique et, par conséquent, l'atmosphère magnétique des courants appartenant aux nerfs sensitifs et moteurs serait absorbée au passage, en développant des courants induits dans la région excitée. Mais alors comment s'expliquerait notre action magnétique?

Ne serait-ce donc qu'une influence de présence, que Berzelius appelait force catalytique?

Il est vrai que tout en voulant bien admettre une certaine similitude entre les courants électriques et les courants nerveux, nous pensons avec beaucoup d'autres que nos courants nerveux ne sont pas seulement de simples courants électriques, mais qu'en raison même de leur origine organique, en raison même du parfait outillage de notre machine humaine, en raison même de notre nature intelligente, ils empruntent un peu de ces précieuses qualités à leurs milieux, et que les courants nerveux ne sont pas de simples leviers mécaniques, mais ont en outre des qualités psychiques qui ne demandent, pour être mises en évidence, qu'un galvanomètre intelligent ou de même nature que le leur.

VIII

Qu'est-ce en réalité que l'hypnotisme?

Les médecins, il faut bien l'avouer, sont de sérieux observateurs et généralement des chercheurs en quête de procédés nouveaux, car il est à remarquer qu'on cherche d'autant mieux les moyens de guérir que ceux qu'on a entre les mains sont plus infidèles.

Or, beaucoup d'entre eux ont tourné leurs investigations vers le magnétisme, dont les cures surprenantes, parfois, les avaient étonnés.

Ne voulant pas lutter contre le discrédit dans lequel était tombé le magnétisme, les médecins trouvèrent un biais en déclarant qu'ils faisaient de l'hypnotisme, et en effet, ils en firent si bien qu'ils ne firent que cela, mais en ceci ils lâchèrent la proie pour l'ombre.

Il faut cependant leur rendre justice, car c'est depuis leurs belles expériences sur l'hypnotisme que le magnétisme est considéré comme un agent naturel avec lequel il faut compter.

Ils mirent une telle précision dans leurs procédés d'investigation, ils employèrent une telle méthode d'analyse dans les effets obtenus, qu'ils eurent quelque droit de croire qu'ils avaient trouvé les véritables lois du magnétisme, car ils obtenaient sans l'intervention des forces humaines, du moins ils le croyaient, toute la série des belles expériences qu'obtenaient les magnétiseurs avec leur prétendu fluide nerveux, bien qu'ils y missent du leur sans s'en douter.

En effet, on obtient artificiellement, aujourd'hui, tous les phénomènes curieux du magnétisme, en plongeant les sujets dans une torpeur cérébrale d'autant plus facilement obtenue que ce sont des objets inertes qui les provoquent : ceux-ci ont pour avantage de ne pas fatiguer l'expérimentateur et de produire à volonté des effets toujours identiques ; de là, un classement véritablement scientifique de tous les phénomènes d'ordre physique.

Aujourd'hui même, les expérimentateurs se fatiguent moins encore, le dernier progrès de l'hypnotisme consiste en ceci : vous placez sur trois ou quatre rangs, autour d'une table, trente ou quarante névrosés, vous déposez au centre un miroir à alouettes et en quelques minutes, tout votre monde est plongé dans la stupeur la plus profonde ; c'est alors qu'on s'empare de ces cerveaux sans conscience pour obtenir, par la suggestion, tous les phénomènes les plus bizarres et les plus surprenants.

Les sujets deviennent d'autant plus sensibles qu'ils sont soumis depuis plus longtemps à cette singulière fascination.

Mais qui veut trop prouver, prouve exactement le contraire de ce qu'il espérait. Or, voici ce qui se passe dans le camp des hypnotiseurs : sous l'influence de ces brillants miroirs qui tournent avec une rapidité vertigineuse, on ne trouve plus personne de réfractaire à la stupeur hypnotique et les crises se développent d'autant mieux que la contagion par imitation s'en mêle.

Les hypnotiseurs sentent bien qu'ils sont allés trop trop loin, ils commencent par craindre d'être débordés, ils ont conscience du danger qui menace leur doctrine au point de vue des résultats obtenus; car, il ne suffit pas de faire naître des orages et des tempêtes, il faut encore en démontrer l'utilité et c'est précisément ce qu'ils cherchent sans le trouver.

Aujourd'hui on se met à réglementer l'emploi de l'hypnotisme comme étant une force dangereuse entre les mains des profanes, jusqu'au moment où il sera démontré qu'entre des mains savantes les dangers ne sont pas moindres; ce jour-là, l'hypnotisme aura vécu.

Du reste, on remarque déjà des protestations nombreuses dans le corps médical contre ces expérimentateurs sans scrupule qui attirent à eux, sans profit pour la science, l'attention publique et la détournent ainsi de la vraie science, qui est toujours modeste; on parle déjà de tréteaux en attendant qu'on parle de casque et de grosse caisse.

Voilà donc ce qu'on nous offre comme synonyme de magnétisme, c'est à nous de protester de toutes nos forces en revenant à une plus saine pratique du magnétisme humain, en ne cherchant jamais le sommeil, en ne faisant jamais d'expériences publiques, car c'est par là que les traditions du véritable magnétisme se sont perdues; c'était dans les temples, loin des regards profanes que nous faisions nos miracles. Rentrons-y bien vite, et si notre porte est encore entrebaillée, que ce soit pour laisser passer les pauvres et les malades.

IX

Quel parti pourrions-nous tirer du Congrès actuel ?

Si nous avons eu quelques peines à réunir les éléments d'un Congrès, pour lequel de grands sacrifices d'amour-propre et d'intérêts personnels étaient en jeu, il faut tout au moins que la doctrine magnétique elle-même en titre une juste compensation, et c'est dans ce but que j'ai étudié la question sous ses différents aspects.

Nous pouvons créer l'une de ces trois choses :

1° Rechercher les meilleurs éléments pour la fondation d'une Société magnétique impersonnelle.

2° Fonder une École magnétique officielle.

3° Créer un Dispensaire uniquement consacré aux malades.

Arrêtons-nous un instant sur chacun de ces trois points :

1° Fonder une *Société*. Nous n'avons guère de chances de ne pas laisser accaparer celle-ci par une direction intéressée, et par conséquent, de ne pas tourner rapidement à une simple affaire de boutique, qui serait sans prestige et sans utilité pour notre cause.

D'autres sociétés, sous des titres divers, se sont ainsi

fondées depuis cinquante ans, et toutes ont donné le triste spectacle de s'éteindre sans fruit pour notre doctrine. L'expérience d'une Société magnétique a donc été loyalement faite; ne recommençons pas nos errements, car un nouveau-né ne changerait pas la convoitise des hommes, et tôt ou tard, malgré nos précautions, nous aurions un despote à système à notre tête au lieu d'un règlement.

2° Fonder une *École magnétique officielle* sur le modèle de l'École dentaire de Paris nous semblerait la meilleure solution, pour les raisons suivantes :

Un jour, la Chambre des Députés eut à nommer une Commission pour examiner un projet de loi tendant à exiger de tous les dentistes exerçant en France un diplôme de médecin. La Faculté et l'Académie de médecine, ayant été consultées, répondirent par un refus motivé, sachant bien qu'après les études sérieuses qu'elles exigent de leurs candidats médecins ceux-ci ne se cantonnent plus dans leur spécialité étroite et encombrent d'autant la profession médicale; mais un avis fut donné de fonder une *École officielle*, patronnée par nos illustrations médicales, et en tête de la liste figura le doyen de notre Faculté.

Cette École fut fondée; elle fonctionne et décerne régulièrement ses diplômes, après un stage réglementaire et le passage d'examens spéciaux très sérieux.

Ces diplômes confèrent à leurs titulaires le droit d'exercer la branche médicale qui concerne l'art dentaire, mais rien de plus.

Si une pareille faveur nous était accordée, nul doute que notre École magnétique ne rendît à l'art médical de très sérieux services, tout en se cantonnant dans ses modestes attributions; mais nous craignons bien que l'heure d'obtenir une semblable faveur ne soit pas encore venue, en raison même de la mauvaise réputation qu'a eu jusqu'ici le magnétisme.

C'est à nous de faire prendre le magnétisme au sérieux, en écartant de lui tout ce qui pourrait le compromettre dans l'esprit du corps médical, qui est positif dans ses prérogatives comme dans ses jugements.

3° Il nous reste donc, pour le moment, la ressource de fonder un *Dispensaire* uniquement consacré aux malades.

Je crois cette dernière chose pratique, à la condition qu'elle soit entourée de toutes les garanties de moralité professionnelle pour ses membres et de tact le plus parfait pour ses directeurs. Je m'explique :

La *création d'un dispensaire*, sous une direction médicale, serait une excellente pratique pour de nouveaux magnétiseurs qu'on formerait dans l'unique but d'appliquer le magnétisme au traitement des malades.

C'est alors que nous pourrions solliciter de l'assistance publique la faveur d'un stage dans les hôpitaux de Paris, comme cela se fait aujourd'hui pour le massage. Chaque chef de service aurait ainsi un *magnétiseur-masseur* à sa complète disposition, il lui désignerait les malades qu'il jugerait convenable de faire magnétiser ou masser, prenant des notes pendant le cours d'une année sur les résultats de ces pratiques.

Cette immense commission, composée d'hommes les plus compétents du corps médical, aurait une influence considérable sur l'avenir du magnétisme, car nous ne doutons pas un seul instant de la bonne foi des médecins des hôpitaux, pas plus que de la vertu curative du magnétisme.

Ce serait une affaire jugée et bien jugée, le magnétisme deviendrait un agent curatif légalement reconnu, dont les médecins feraient certainement le plus grand cas, et, un diplôme spécial pourrait être accordé après un stage réglementaire dans les hôpitaux de Paris, à tout magnétiseur qui aurait fait, pendant un an, ses preuves de tact et d'influence salutaire.

Vous voyez, Messieurs, que nous ne cherchons pas ici à faire de la médecine illégale, comme de trop chatouilleux confrères se sont plu à l'écrire dans une revue d'hypnotisme, nous menaçant même des foudres du parquet, comme si un sabre avait jamais dénoué une question de science !

Nous sommes des citoyens respectueux des lois de notre pays, nous nous abritons sous sa tutelle légale.

Notre congrès n'est pas non plus un congrès *extrascientifique*, comme on l'a dit si vertement, nous sommes des chercheurs convaincus, nous ne demandons rien pour nous, nous avons des idées plus élevées qu'une mesquine question de boutique, car notre but n'a pas été compris de nos adversaires, nous visons plus haut et plus loin : c'est une question *humanitaire* au premier chef, et nous ne voyons pas ce qu'il y a d'*extrascientifique* dans la discussion d'une force naturelle, vieille comme le monde, alors que nous ne demandons pour juges que ceux-là même qui sont nos ennemis ou tout au moins nos détracteurs.

CONCLUSIONS

La doctrine magnétique, quant à ses effets, peut se diviser en deux branches bien distinctes : l'une physiologique, que nous revendiquons absolument dans toutes ses parties ; l'autre psychique, qui est du ressort de la métaphysique. C'est aux médecins d'appliquer l'une, c'est aux philosophes d'expliquer l'autre.

Le magnétisme humain est une force naturelle développée par la volonté, produisant toujours des modifications heureuses dans le rythme nerveux d'une personne malade, placée à proximité de son influence.

Tout agent modifiant le rhythme nerveux devient, par ce fait, salutaire ou nuisible, d'où son classement rationnel dans la classe des agents thérapeutiques.

La thérapeutique magnétique est, de toutes, la moins dangereuse à manier en raison de la douceur de ses moyens d'action et de la similitude de ses principes avec les principes de la vie elle-même.

En raison de cette innocuité, nous demandons que la pratique du **magnétisme** curatif, soit absolument libre.

Toute pratique qui provoque le sommeil par l'éréthisme des nerfs optiques, doit être écartée de la pratique courante du magnétisme humain et rentrer dans le cadre de l'hypnotisme.

Toute séance de démonstration publique devient fatalement nuisible au magnétisme curatif qui veut le recueillement et l'isolement pour produire toute son action utile.

L'homme distrait par le milieu dans lequel il opère ne jouit pas de la totalité de ses facultés magnétiques.

Toute pratique magnétique doit être faite en vue du sujet et non de la galerie.

Tout magnétiseur doit être sain de corps et d'esprit pour ne pas être plus nuisible qu'utile.

Le magnétisme qui provoque des crises est mal appliqué, ou la crise tient à la nature trop excitée de l'opérateur. Car il ne faut pas oublier qu'il existe deux genres de magnétiseurs : les dompteurs et les charmeurs, les premiers hynoptisent et les seconds guérissent.

La valeur curative d'une magnétisation est en raison inverse des manifestations extérieures qu'elle produit.

Lorsque le sommeil magnétique se produit naturellement sous l'influence du bien-être provoqué, il faut attendre que la lucidité se manifeste spontanément pour en tirer parti.

Vouloir se servir d'un instrument qui n'est pas terminé, c'est perdre son temps et fausser l'instrument.

En fait de lucidité magnétique, hâtez-vous lentement.

Les tours de force magnétiques ne prouvent jamais qu'une chose : l'imprudence du magnétiseur..... à moins que ce ne soit sa vanité.

L'hypnotisme n'est qu'un pastiche du magnétisme,

le premier peut produire tout ce que fait le second, la guérison exceptée.

L'hypnose est le terrain de la suggestion, alors que le sommeil magnétique est le terrain de la révélation.

La suggestion n'est qu'une violation de domicile, à l'aide de laquelle on pénètre chez autrui par effraction morale.

Le viol cérébral est le dernier moyen qu'on doive employer pour obtenir une guérison.

Le plus puissant levier de la thérapeutique magnétique est encore la bonté de l'opérateur.

Paris, le 1er Septembre 1889.

Dr J. Gérard.

RÉSOLUTIONS

A la suite des mémoires qui nous ont été lus pendant le cours du Congrès et les discussions auxquelles ceux-ci ont donné lieu, il résulte, pour nous, la nécessité de résumer les débats en vous proposant les résolutions suivantes.

En raison même des services rendus à la doctrine magnétique par les expérimentateurs publics, qui ont certainement provoqué l'étude des phénomènes magnétiques par la science officielle, nous leur votons des remerciements, mais nous leur exprimons ici nos regrets d'avoir à dissocier notre cause de la leur.

L'influence de l'homme sur son semblable est suffisamment démontrée pour qu'il ne subsiste aucun doute sur la réalité des phénomènes magnétiques observés.

Le magnétisme humain est un agent curatif d'une

3.

merveilleuse puissance et son application n'offre aucun danger pour celui qui se soumet à son action.

Nous demandons que la pratique du magnétisme curatif, dit MESMERIAN, soit absolument libre au même titre que l'hydrothérapie, le massage, l'orthopédie et généralement tous les adjuvants de l'art de guérir qui n'entraînent pas l'obligation d'un titre officiel pour être appliqué.

Le magnétisme, quant à ses effets, peut se diviser en deux branches bien distinctes entre elles : l'une s'occupant exclusivement des phénomènes physiologiques et l'autre des phénomènes psychiques.

Nous entendons par action physiologique, l'ensemble des forces qui concourent à ramener l'équilibre normal dans les fonctions du système nerveux.

Le but bien défini de notre Congrès a été de nous occuper surtout *de la guérison des malades*, en conséquence, nous demandons la libre pratique de cette branche de l'art de guérir.

On entend par agents psychiques, l'ensemble des forces mystérieuses qui sollicitent les organes cérébraux à sortir de leurs fonctions ordinaires pour se révéler à nous dans diverses manifestations.

Nous pensons que ces excitations VOULUES, sont de nature à produire, parfois, des troubles sensoriaux et mentaux chez les sujets qui s'y soumettent.

Nous entendons écarter ces moyens de pure démonstration, de la pratique courante du magnétisme et laisser l'étude de ceux-ci à une commission spéciale, composée de savants ou de médecins, chargée de provoquer ou de recueillir tous les phénomènes d'ordre psychique, dans le but de les mieux étudier, de les classer et d'en tirer telles conséquences qu'ils comportent par la voie expérimentale.

Paris, le 26 Octobre 1889.

Dr J. GÉRARD.

www.ingramcontent.com/pod-product-compliance
Lightning Source LLC
LaVergne TN
LVHW012008160826
845678LV00002B/718